DE LA HERNIE DE L'OVAIRE

ÉTUDE

SUIVIE DE REMARQUES DE PHYSIOLOGIE

Paris. A. PARENT, imprimeur de la Faculté de Médecine, rue Mr-le-Prince, 31.

DE LA

HERNIE DE L'OVAIRE

PAR

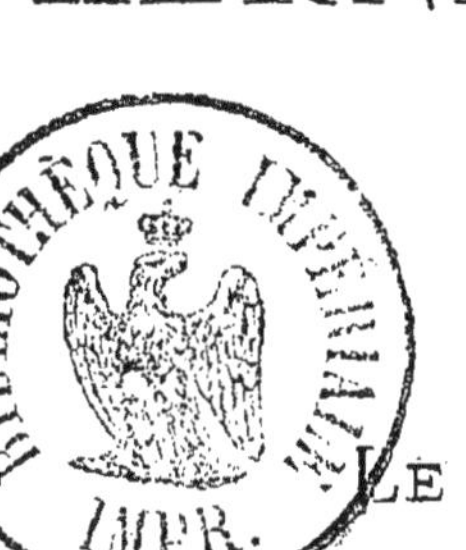

LE DR I. LOUMAIGNE

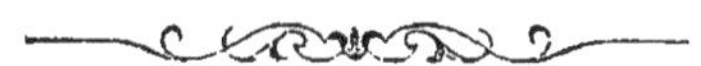

PARIS

F. SAVY, LIBRAIRE-ÉDITEUR

24, RUE HAUTEFEUILLE, 24

1869

HERNIE DE L'OVAIRE

Les hernies de l'ovaire n'ont été l'objet d'un travail spécial qu'au commencement de ce siècle. Un accoucheur distingué de Paris, Deneux, ayant eu occasion d'observer les accidents graves auxquels elles peuvent donner lieu, en fit le sujet d'une intéressante monographie qu'il publia en 1813, sous ce titre : *Recherches sur la hernie de l'ovaire*. Il s'était mépris complétement sur la nature de ces accidents, et tous les cas de hernie de l'ovaire qu'il a pu recueillir ne sont, comme le sien, que des erreurs de diagnostic ou des trouvailles d'amphithéâtre. « La hernie de l'ovaire, dit-il, est une de ces maladies rares, dont l'histoire doit être recueillie avec d'autant plus de soin, que nous avons à peine quelques notions des signes qui la caractérisent et que les observateurs paraissent ne l'avoir reconnue que quand l'organe, formant en partie ou en totalité la tumeur herniaire, a été mis à découvert. »

Après lui, il a été publié plusieurs cas de la même maladie, dont quatre seulement, qu'on trouvera à la fin de ce travail, ont été reconnus, ou plutôt soupçonnés avant toute intervention chirurgicale.

Est-il bien vrai que le diagnostic de cette maladie soit si difficile ? L'observation qui nous est personnelle prouve, croyons-nous, péremptoirement le contraire. De l'aveu même des chirurgiens qui ont publié leurs erreurs, si ces sortes de hernies ne sont pas diagnostiquées habituellement, c'est qu'on ne songe pas à leur possibilité; leur rareté fait qu'on songe à tout, excepté à elles. Il est vrai qu'elles sont quelquefois compliquées de l'issue d'autres organes ou de la présence de diverses lésions capables de les masquer; c'est là sans doute qu'il faut chercher l'explication de tant d'erreurs.

Les observations que Deneux a pu rassembler appartiennent, par ordre chronologique, à Soranus d'Éphèse, Bessière, Percival Pott, Haller, Camper, Balin, Désault, Lallement et Lassus. Depuis, à peu près tous les chirurgiens qui ont écrit sur ce sujet disent avoir observé, la plupart du temps à l'autopsie seulement, des cas de hernie de l'ovaire compliquée ou non de hernie de l'utérus, rarement de celle de l'intestin ou de l'épiploon.

Le fait qui nous a inspiré ce travail est le seul où le diagnostic ait été établi d'une façon incontestable et cela grâce au toucher et au cathétérisme utérin, dont l'application à des cas analogues sera l'objet d'une étude spéciale de notre part.

PREMIÈRE SECTION.

Le cas que nous avons observé présentant les principaux traits de la hernie de l'ovaire, quel que soit son
siége, nous nous empressons de le mettre sous les yeux
du lecteur. Il ne nous restera que peu de chose à ajouter pour compléter l'histoire de cette maladie. Aussi,
dans les sections suivantes, ne nous étendrons-nous
que sur des points qui méritent, par leur importance
ou leur nouveauté, une attention spéciale.

OBSERVATION Iʳᵉ.

Hernie crurale de l'ovaire droit.

La nommée Jeanne M....., cuisinière, âgée de 31 ans, est entrée,
le 20 août 1868, à l'hôpital Beaujon, dans le service de M. Dolbeau,
où elle occupe le n° 24 de la salle Sainte-Clotilde.

Elle demande à être débarrassée d'une tumeur douloureuse, siégeant dans l'aine droite, ayant à peu près le volume et la forme
d'un œuf de pigeon. Elle fait remonter son apparition au jeudi
4 août. Ce jour-là, dit-elle, elle a fait un grand effort pour soulever un seau plein d'eau; quelques instants après, elle a commencé
à ressentir des tiraillements dans le bas-ventre et des douleurs dans
l'aine droite. Au bout d'une demi-heure, s'apercevant que cette
gêne, loin de diminuer, ne faisait qu'augmenter, elle a interrompu
un instant son travail pour porter la main dans la région douloureuse. Elle a constaté dans l'aine droite l'existence d'une tumeur
sensible à la pression, qu'elle a en vain essayé de réduire. C'était
vers le milieu de la journée. Malgré la persistance de la douleur,
elle a continué à travailler jusqu'à neuf heures du soir.

Elle s'est couchée très-fatiguée. La tumeur avait grossi dans la
journée. Comme elle portait depuis longtemps une hernie crurale
à gauche, elle a cru que le même accident lui était survenu à

droite; aussi a-t-elle renouvelé ses tentatives de réduction avec insistance, mais avec insuccès.

Elle a assez mal dormi, et le lendemain matin elle a constaté que sa tumeur, toujours douloureuse, avait encore augmenté de volume; aussi a-t-elle gardé le lit les deux jours qui ont suivi, faisant de temps en temps de nouvelles et inutiles tentatives de réduction. Le troisième jour, elle a quitté le lit, se contentant de garder la chambre; les jours suivants, elle a pu sortir, mais elle n'a pas repris son travail et a évité la fatigue jusqu'au moment de son entrée à l'hôpital. Notons que, pendant tout ce temps-là, la malade n'a eu ni nausées, ni vomissements, ni constipation. L'état général a toujours été bon, sauf un peu de fièvre et d'agitation, la première nuit qui a suivi l'apparition des accidents du côté du bas-ventre.

Située au niveau de l'anneau crural droit, la tumeur, grosse comme un œuf de pigeon, a la forme d'un ovoïde à grand axe dirigé dans le sens de l'arcade de Fallope : la peau qui la recouvre ne présente rien que de normal ; elle est tendue, rénitente, légèrement bosselée, d'une consistance dense et homogène. Assez mobile dans les autres sens, elle ne se laisse pas détacher des partie; profondes ; comme elle est facile à circonscrire, on lui découvre sans peine un pédicule assez mince, de consistance fibreuse, s'engageant, du côté de l'abdomen, à travers l'anneau crural. Ce pédicule s'insère à sa partie postérieure et interne. De quelque façon qu'on dirige les manœuvres de taxis, on ne peut point la réduire, même partiellement ; ces manœuvres d'ailleurs n'occasionnent qu'une légère souffrance. Il est vrai, au dire de la malade, que la tumeur a été beaucoup plus sensible au début; elle rend encore, mais d'une façon moins marquée que les premiers jours, certains mouvements assez pénibles, particulièrement la flexion du tronc sur les membres inférieurs et la flexion de ceux-ci sur le tronc.

L'état général est excellent; d'ailleurs la malade, d'une assez bonne constitution, dit n'avoir jamais été sérieusement indisposée. Elle a eu un enfant il y a neuf ans ; ses couches ont été très-simples et ne lui ont point laissé de trouble du côté des organes génitaux ou du bas-ventre.

Que pouvait bien être une tumeur présentant ces caractères et ce siége?

Avant de répondre à cette question et d'exposer les signes qui ont permis d'établir le diagnostic, nous croyons utile de revenir sur son mode d'apparition et quelques particularités qui s'y rattachent.

Depuis quatre ou cinq mois, dit la malade, il y avait, à la place qu'occupe la tumeur une petite saillie qui disparaissait à la moindre pression et n'était pour elle la cause d'aucune incommodité ; elle était au contraire assez souvent dérangée par la sortie d'une hernie crurale gauche, très-intéressante pour nous, en ce sens qu'elle offre une symétrie parfaite de position, de volume et presque de forme, par rapport à la tumeur qui nous occupe. Cette hernie date de neuf ans et est évidemment formée par l'intestin, car elle est très-moelleuse au toucher et se réduit avec gargouillement.

La malade n'a jamais porté de bandage.

Ce n'est que le jeudi 4 août que la tumeur de l'aine droite s'est présentée avec les caractères qu'elle a maintenant, en particulier l'irréductibilité. L'histoire de cet effort violent que la malade a dû faire pour soulever un seau plein d'eau, l'existence d'une hernie crurale gauche et d'une pointe herniaire du côté droit, faisaient tout de suite songer à la possibilité du même accident à droite. Mais, considérant la forme de la tumeur, sa consistance, sa matité, son irréductibilité, la finesse de son pédicule, l'absence de tout symptôme d'étranglement, M. Dolbeau rejeta l'idée d'une hernie intestinale. A la rigueur, on pouvait s'arrêter à l'idée d'une hernie épiploïque ou graisseuse ; mais qu'il eût été extraordinaire de lui trouver cette forme parfaitement ovoïde, cette rénitence, un pédicule pareil, l'irréductibilité avec l'absence de tout phénomène sympathique !

Était-ce un ganglion ? Non, car il n'eût probablement pas été seul ; on ne pouvait le rattacher à aucune lésion des organes génitaux ou du membre inférieur droit, toutes régions intactes. Et puis comment admettre un ganglion rénitent avec un pédicule se prolongeant du côté de l'abdomen !

Était ce un lypome ? La plupart des raisons précédentes répondent non ; on peut ajouter qu'on ne voit guère un lypome devenir subitement douloureux au point de forcer les malades à garder le lit.

En désespoir de cause, M. Dolbeau, à un premier examen, accepta, mais non sans de grandes réserves, l'idée d'un kyste. La forme, le volume, la rénitence de la tumeur, étaient très-compatibles avec cette idée ; restait pourtant à expliquer l'existence du pédicule.

Ce pédicule et la forme de la tumeur nous firent songer à une hernie de l'ovaire. La pensée nous vint de toucher la malade avec l'espoir d'imprimer des mouvements à la tumeur, par l'intermédiaire du ligament large. A notre grande satisfaction, cette exploration eut un succès complet. Voici, en effet, ce que donnait le toucher pratiqué comme nous allons l'indiquer. Le doigt tombait très-vite sur la lèvre antérieure du col. Celui-ci, un peu procident, était obliquement dirigé de haut en bas et de droite à gauche, appliqué contre la paroi postérieure du vagin. La tumeur étant située à droite, nous avions jugé à propos de pratiquer le toucher avec l'index de la main gauche. L'extrémité du doigt atteignit facilement la partie droite du fond du cul-de-sac utéro-vaginal. Par un coup sec et brusque imprimé au col de droite à gauche, de façon à agir en même temps autant que possible sur le corps de l'utérus, nous déplaçâmes, à plusieurs reprises, cet organe dans le même sens, et, à chaque secousse, on constatait que la tumeur exécutait, sous la peau, un glissement léger, mais très-manifeste, dans le même sens. Ces secousses occasionnaient en même temps de légers tiraillements dans le côté droit du bas-ventre. Nous avons hâte d'ajouter que, même alors que le coup de doigt était donné vigoureusement (toujours dans le sens indiqué), le déplacement de l'utérus était vite limité par une résistance insurmontable. Par le même procédé, nous fîmes alors exécuter au col des mouvements en sens inverse, et nous nous assurâmes que ces mouvements ne se transmettaient en aucune façon à la tumeur, qu'ils étaient bien plus faciles et bien plus étendus que dans l'autre sens et en même temps nullement pénibles pour la malade. Quant à la hernie intestinale gauche, elle n'était nullement influencée par ces mouvements.

Le diagnostic dès lors n'était plus douteux, nous avions bien affaire à une hernie de l'ovaire. M. Dolbeau reconnut immédiatement la légitimité de ces signes, et, à la visite du lendemain, le toucher, de nouveau pratiqué comme la veille, donna exactement les mêmes résultats. M. Dolbeau prenant la tumeur entre le pouce, le médius et l'index, nous fit renouveler les secousses sur le col utérin, et il s'assura, comme d'autres témoins présents à la visite, que chaque coup de doigt appliqué sur le col, comme il a été dit, était accompagné d'un mouvement de traction sur la tumeur herniaire.

Le toucher rectal et le palper hypogastrique ne donnaient rien.

La malade avait eu ses règles quelques jours avant l'accident. Sachant ce que les auteurs avaient dit du gonflement et quelquefois de la douleur qui se manifesteraient dans ces tumeurs au moment de l'écoulement menstruel, nous attendîmes son retour avec curiosité. Il eut lieu le 24 août, époque prévue par la malade. Comme d'habitude, cet écoulement dura six jours environ, fut abondant pendant les deux premiers et alla ensuite en décroissant. Nous avions observé la tumeur la veille de l'apparition des règles; elle avait diminué un peu de volume depuis l'entrée de la malade et était devenue à peu près insensible. Les deux premiers jours, l'écoulement menstruel se fit, sans qu'il fût possible d'observer aucun changement du côté de la tumeur; mais, à partir du troisième jour, elle diminua rapidement de volume, et le 1er septembre elle était réduite des deux tiers. Mais, comme nous le verrons plus tard, ce n'était là qu'une simple coïncidence.

Le 12 septembre, on mit à la disposition de la malade un bandage crural double, à pelote gauche convexe et à pelote droite, ayant une concavité propre à recevoir la tumeur. Celle-ci présentait en ce moment le volume d'une aveline; elle était beaucoup moins tendue qu'au début et parfaitement insensible. La malade, à partir de ce jour, put marcher toute la journée sans inconvénient.

Chose à remarquer, le toucher, à partir de ce moment, donna des résultats bien moins nets, soit à cause de la grande diminution de la tumeur, soit à cause de la distension répétée du ligament utéro-ovarien, le toucher ayant été pratiqué au début par plusieurs personnes. M. Dolbeau essaya de les reproduire en exerçant des tractions sur le col utérin avec les pinces de Museux, le spéculum ayant été préalablement introduit. Cette tentative ne servit qu'à faire découvrir l'existence d'un écoulement muco-purulent venant de l'utérus. La malade, qui avait des flueurs blanches avant son accident, les vit augmenter depuis.

Quelques-unes des personnes qui suivaient avec nous la malade, se prenaient à douter de la valeur des signes fournis par le toucher. Mais tous les doutes devaient tomber et la question allait être définitivement jugée par l'hystéromètre.

Sur l'invitation de M. Dolbeau, M. Huguier, dont tout le monde connaît le remarquable *Traité de l'hystérométrie*, vint examiner la malade. Ce chirurgien éminent, qui a si bien exposé les diverses applications du cathétérisme utérin, y procéda avec le soin et l'intérêt qui naissaient pour lui d'une application nouvelle, qu'il avait d'ailleurs prévue dans son livre.

Le premier résultat de l'introduction du cathéter fut de faire constater, ce qu'indiquait au toucher l'obliquité du col, une position oblique de la matrice, telle que son fond était dirigé en haut, à droite et en avant : le manche de l'hystéromètre resté hors de la vulve prenait, en effet, et gardait, spontanément, une position inverse. M. Huguier déplaça à plusieurs reprises l'utérus du côté de

la fosse iliaque gauche, et les résultats qu'il obtint vinrent consa-
crer ceux que le toucher avait donnés. Chaque effort de translation
dans le sens indiqué déplaçait visiblement la tumeur, et, quand
on la pressait, en l'enserrant avec les doigts jusqu'à son pédicule,
on appréciait le mouvement de traction. Il faut ajouter que le déplacement de l'utérus était vite limité par une résistance invin-
cible : on sentait que cet organe était attaché et retenu du côté de
l'aine droite.

La proposition en ayant été faite par M. Huguier, il fut décidé
qu'on essayerait du taxis répété, dans l'espoir d'abord de dilater
l'anneau crural, ensuite d'opérer la réduction de l'ovaire. M. Huguier rejeta, comme M. Dolbeau, l'idée de toute opération san-
glante pour effectuer cette réduction. Nous avons répété les manœuvres de taxis pendant douze à quinze jours, et, il faut le dire,
sans le moindre succès au point de vue curatif, mais cela nous a
permis de constater, à plusieurs reprises, un phénomène très-inté-
resssant au point de vue physiologique.

Ce fait curieux est une sorte d'érection que les premiers frotte-
ments des doigts développaient dans la tumeur. De flasque et inégale qu'elle était devenue en s'atrophiant, on sentait qu'elle devenait plus dense et plus unie à sa surface ; nous essayerons
d'expliquer ce fait remarquable dans la quatrième section de ce
travail, intitulée : *Remarques de physiologie relatives à l'ovaire.*

Ce qui se passa aux époques menstruelles suivantes mérite d'être
noté avec soin.

Le 21 septembre, apparition des règles pour la seconde fois depuis que la malade est à l'hôpital. Elles sont faciles et indolores,
mais moins abondantes que d'habitude. Aucun changement du
côté de la tumeur.

Le 18 octobre, la malade se plaint de courbature, de douleurs
lombaires et pelviennes. C'est l'époque de ses règles, mais elles
n'apparaissent ni ce jour ni le jour suivant. La malade garde le lit.
Le 22, apparition des règles et cessation des douleurs. Elles ne
coulent que pendant vingt-quatre heures, puis tout rentre dans
l'ordre. Rien du côté de la tumeur.

Que faut-il accuser de ce trouble de la menstruation ? le taxis ? la
hernie ? le régime de l'hôpital dont la malade se plaint souvent ?
A nos yeux la hernie y a sa part.

Malheureusement nous allons perdre la malade de vue et nous
ne saurons pas ce qui se passera plus tard à l'époque des règles. La
malade, en effet, réclame son exeat le 28 octobre.

Depuis plus d'un mois, sauf les troubles qui ont signalé sa dernière menstruation, il n'y a rien à noter dans son état qui a été des plus satisfaisants : sa tumeur ne l'a pas empêchée d'aider les infirmières dans ce que leur métier a de plus pénible. L'ovaire, qui a considérablement diminué de volume pendant les premières semaines de son séjour à l'hôpital, garde, depuis un mois environ, exactement le même volume. Il semble atrophié ; il a à peu près la grosseur d'une aveline ; il est absolument indolore, même quand on le presse un peu fortement. On sent vers sa partie inférieure et interne, mais ne faisant point corps avec lui, des bourrelets frangés qui sont dus, sans nul doute, à ce que l'extrémité du pavillon de la trompe de Fallope fait partie de la hernie.

La malade, malgré ses promesses, ne s'est plus présentée à l'hôpital. Nous avons cherché inutilement à la revoir au commencement de février ; nous avons su seulement qu'elle a repris son travail en sortant de l'hôpital et qu'elle s'y livrait encore à la date du 1er janvier.

DEUXIÈME SECTION.

CONSIDÉRATIONS PATHOLOGIQUES.

I. Dans son mémoire, Deneux établit que l'ovaire peut donner lieu à des hernies inguinale, crurale, ischiatique, ombilicale, ventrale et même vaginale; que ces hernies sont simples ou doubles, réductibles ou irréductibles, congénitales ou acquises; constituées par l'ovaire seul ou l'ovaire accompagné de l'utérus, l'intestin, l'épiploon; par l'ovaire sain ou atteint de diverses lésions, cancer, hydatides, kystes. MM. Cazeaux et Guersant ont noté une coïncidence curieuse, l'absence congénitale de l'utérus. Ajoutons enfin que ces hernies sont, comme les autres, susceptibles de s'engouer et de s'étrangler.

II. Les causes des hernies de l'ovaire sont celles des hernies en général : comme causes particulières, il faut noter les déviations de la matrice, le peu de développement du bassin chez l'enfant, les maladies des ovaires qui, comme le cancer, les rendent plus lourds et les déplacent. On conçoit, de plus, que s'il existe un sac herniaire en voie de formation sur un point que, grâce à sa mobilité, l'ovaire puisse atteindre facilement, cette condition favorise sa hernie : c'est ce qui nous paraît s'être passé chez notre malade. L'ovaire est souvent entraîné dans une hernie par l'utérus et, au dire de M. Cruveilhier, l'inverse a lieu bien plus souvent.

III. Pour tout ce qui concerne la symptomatologie et le diagnostic, nous nous sommes suffisamment attaché, dans l'observation qu'on vient de lire, à établir tant les signes positifs que les signes négatifs, pour avoir le droit d'y renvoyer le lecteur, ne voulant pas tomber dans des redites inutiles.

Nous ne voulons nous attacher ici qu'à l'étude des procédés d'exploration qui nous ont permis d'établir le diagnostic, procédés appelés à rendre les plus grands services à ceux qui songeront à y recourir dans des cas semblables.

IV. *Du toucher appliqué au diagnostic des hernies de l'ovaire.* — Le toucher vaginal, on l'a vu, nous a permis de reconnaître l'existence de la hernie de l'ovaire, et on peut dire que c'est pour n'avoir pas été pratiqué que l'histoire de cette maladie n'est guère qu'une longue énumération d'erreurs de diagnostic.

C'est après coup et pour éviter de nouvelles méprises, que Lassus et Deneux ont songé à ce moyen. Mais s'ils ont eu cette bonne idée, on voit bien, par le procédé qu'ils indiquent, qu'ils ne l'ont pas appliquée. « S'il peut être appliqué, dit Deneux, le toucher, recommandé par Lassus, doit être d'autant moins négligé qu'il conduit à des résultats certains. Pour les obtenir, il faut ramener le col de la matrice au centre du bassin, quand elle est déviée, ou, lorsqu'elle conserve sa position, le porter vers l'ouverture qui donne issue aux parties, afin d'en éloigner le fond de cet organe qui en est ordinairement rapproché, et si, pendant qu'on change ainsi la position de la matrice et qu'on lui imprime des mouvements, il s'en passe dans la tumeur, ou si l'on augmente la douleur dont cette dernière est le siége, ainsi que celle qui règne le long du ligament de l'ovaire, on peut assurer que celui-ci concourt à la former. »

On l'a vu, le procédé ci-dessus donnait, chez notre malade, des résultats absolument négatifs, et c'est exactement le contraire qu'il fallait et qu'il faudrait faire pour avoir les signes qu'on demande à ce procédé d'investigation. Rien de plus juste. Le corps de l'utérus n'est point en effet transpercé par un axe qui le fixe, soit au sacrum, soit au pubis, pour pouvoir exécuter le mouvement de sonnette décrit par Deneux, lequel mouvement, s'il était réel, tiraillerait en effet le ligament large. Le corps de l'utérus, étant isolé et mobile en tous sens, ne faisant qu'un avec le col, doit au contraire suivre l'impulsion donnée à celui-ci, d'autant mieux que ce mouvement de totalité est favorisé par la pression des viscères abdominaux toujours prêts à se précipiter du côté où on leur fait place. La transmission des mouvements à la tumeur sera d'autant plus facile, qu'on pourra agir davantage sur le corps de l'utérus, pour le pousser du côté opposé à celui où existe la hernie. Le cas que nous avons observé était favorable, car le col était long et l'on atteignait facilement le fond du cul-de-sac utéro-vaginal. Si le col était très-élevé ou trop court et que le cathétérisme utérin fût permis, il faudrait se hâter d'y recourir, car il donnerait des résultats certains.

Donc, en principe, introduire le doigt aussi profondément que possible dans le cul-de-sac utéro-vaginal, du même côté que celui où existe la hernie, pousser prestement l'utérus du côté opposé, voilà ce qu'il faut faire pour obtenir la transmission de ces secousses à l'ovaire. Il est bon de favoriser cette investigation par un décubitus qui élève un peu le côté où siége la hernie.

Je ne me suis occupé jusqu'ici que des cas où la hernie ovarienne est simple et unilatérale. L'induction permet facilement de poser les règles du toucher pour les divers cas qui peuvent se présenter. Le fond de l'utérus étant entraîné par le ligament utéro-ovarien, on devine que la situation du col sera généralement plus ou moins opposée à celle de la hernie. Dirigé obliquement à gauche et un peu en arrière dans les hernies crurales ou inguinales droites, sa position sera inverse si cette même hernie n'existe que du côté gauche. Si elle existe des deux côtés, il faudra s'attendre à trouver le col sur la ligne médiane et son ouverture dirigée plus ou moins en arrière. Dans ce cas, on poussera successivement l'utérus des deux côtés : peut-être qu'en le poussant directement d'avant en arrière, on agirait sur les deux tumeurs à la fois : on constaterait, en outre, une grande fixité de l'utérus, une sorte d'enclavement. D'une façon générale, on peut dire que le fond de l'utérus est entraîné par la hernie et que le col prend une direction inverse. Chaque cas devra donc modifier le mode d'investigation.

Le toucher, on le pressent, est de nature à rendre dans les hernies de l'utérus des services non moins grands que dans celles de l'ovaire.

Dans les cas où la hernie de l'ovaire sera compliquée de celle de l'intestin ou de l'épiploon, cas très-rares d'ailleurs, il faudra savoir distinguer les caractères communs et les caractères propres.

Chez quelques petites filles, le toucher vaginal ne sera pas praticable ; mais le bassin étant très-peu développé dans le jeune âge, le toucher rectal et le palper hypogastrique, qu'on pourrait peut-être favoriser à l'aide d'une tige mousse introduite dans le vagin, permettraient encore d'arriver au diagnostic.

V. *Du cathétérisme utérin dans les hernies de l'ovaire.* — Toutes les fois qu'il sera permis de recourir au cathétérisme utérin, on pourra en attendre le dernier mot du diagnostic. M. Huguier, dans son remarquable *Traité de l'hystérométrie* (Paris, 1865), ne pouvait pas manquer de prévoir cette indication et d'en poser les règles ; voici comment il s'exprime (page 202) : «Avec l'hystéromètre on reconnaîtra de suite, avec la plus grande certitude et sans faire souffrir la malade, la direction, la situation, l'étendue de la matrice, et la position de son fond vers l'ouverture interne du canal inguinal ou crural, suivant l'espèce de hernie. L'instrument étant introduit jusqu'au fond de l'utérus, on pourrait faire mouvoir facilement la totalité de cet organe, mais surtout son corps, et c'est là l'essentiel, sans que le vagin ou la vessie apporte aucun obstacle à cette manœuvre. Avec cet instrument, ce ne sont pas de simples mouvements de bascule ou de pivotement que l'on peut faire éprouver à la matrice, mais encore de véritables mouvements de déplacement ou de translation, et cela aussi bien en arrière que sur les côtés. Ce déplacement pourra être porté assez loin pour que le ligament de l'ovaire étant tendu, le mouvement soit communiqué à l'ovaire déplacé. Cette manœuvre pourrait être accompagnée de douleur dans la tumeur inguinale, ce qui ferait connaître de suite sa continuité avec l'appareil sexuel.»

Plus loin il indique la manière de se servir de l'hystéromètre (page 203) : « Pour faire exécuter des mouvements à l'utérus, ce n'est pas avec l'extrémite de l'instrument qu'il faut agir, mais avec la convexité de toute la portion de la sonde qui est introduite dans l'organe : de cette manière, on éviterait de le froisser, de le piquer ou même de le perforer, s'il était très-ramolli. »

L'hystéromètre devra, autant que possible, être introduit sans le secours du spéculum, comme nous l'avons vu faire par M. Huguier. Rien n'est plus facile : on n'aura qu'à enfoncer préalablement un doigt dans le vagin pour guider l'introduction de l'extrémité de la sonde dans l'orifice externe du col de l'utérus. On devra tenir le plus grand compte de l'inclinaison que la hernie de l'ovaire aura donnée à l'utérus et de la flexion de cet organe quand il entre lui-même dans les hernies, car ce n'est pas à l'hystéromètre à se faire un chemin, c'est à lui à suivre celui qui est tout tracé.

Le cathétérisme utérin est sans doute appelé à rendre de nombreux services dans les hernies dont je m'occupe, ainsi que dans celles de la matrice ; il lèvera tous les doutes dans la plupart des cas où il sera applicable, et je ne lui vois point de contre-indications autres que celles du cathétérisme utérin en général.

TROISIÈME SECTION.

L'observation ne pourra malheureusement ici nous fournir que très-peu de matériaux. Ce n'est pas, comme on peut en juger par les observations ci-jointes, que différentes méthodes n'aient été appliquées avec succès à la guérison des hernies dont nous nous occupons ; mais ne trouvant l'aveu que d'un seul échec dû au bistouri, nous craignons fort que les chirurgiens n'aient tenu secrets des insuccès attribuables à une intervention erronée.

L'observation nous montre d'abord que des femmes atteintes de hernie de l'ovaire ont pu vivre très-longtemps sans altération marquée de la santé. Dans son *Anatomie pathologique,* M. Cruveilhier dit avoir vu, à l'amphithéâtre de la Salpêtrière et ailleurs, plusieurs hernies de l'ovaire seul, ou de l'ovaire et de l'utérus, chez des femmes qui les portaient depuis longtemps sans en avoir été sérieusement incommodées, mais il ne donne de détail sur aucun de ces cas. D'autres auteurs parlent également de hernies de l'ovaire trouvées aux autopsies, à la grande surprise des assistants, dans de vieux sacs herniaires. Donc ces hernies peuvent exister durant plusieurs années sans produire des troubles très-marqués.

D'un autre côté, l'observation prouve qu'un ovaire hernié est voué à une foule de maladies, cancer, hydatides, kystes ; il peut devenir très-douloureux, se congestionner au point de s'étrangler (obs. 9 et 12) ; la menstruation en est troublée, et la stérilité peut en être la conséquence.

Dans quel cas faudra-t-il ne rien faire? Dans quel cas et de quelle façon faudra-t-il intervenir?

Supposons une hernie de l'ovaire n'excitant que peu ou point de troubles locaux ou généraux, existant chez une femme arrivée à la ménopause. Si elle est réductible, il faudra la maintenir réduite; si elle est irréductible, il faudra se garder de rien faire ou recommander tout au plus un bandage à pelote souple et concave. Tout ici concourt à commander l'expectation, et le chirurgien n'aura qu'à suivre l'adage : *primum non nocere*.

D'autre part, il y a des cas qui réclament une opération d'urgence. Tel est, par exemple, celui qu'on trouve à l'observation 9, rapporté par M. Maisonneuve dans sa thèse pour le professorat (concours de 1850). L'ovaire étranglé nécessita le débridement et fut réduit avec un succès complet.

Mais il y a des cas intermédiaires, tel que, par exemple, celui de la malade dont nous rapportons l'histoire. Le taxis ayant été insuffisant, M. Dolbeau n'a point jugé à propos d'opérer le débridement pour réduire la hernie, et M. Huguier a approuvé cette conduite comme étant la plus rationnelle. Nous demandons pardon de notre témérité à ces maîtres éminents, car nous allons essayer de prouver que, si elle n'était pas urgente, l'opération était permise et suffisamment indiquée. Nous allons essayer de démontrer qu'il y a telle hernie de l'ovaire où le bistouri doit intervenir alors même qu'il n'y aura point de trouble grave soit local, soit général.

Établissons d'abord d'une façon générale les indications et les contre-indications de l'opération de la hernie étranglée appliquée à l'ovaire. Nous tirerons nos arguments principaux : 1° de l'influence des hernies de l'ovaire sur la fécondité et la grossesse; 2° de leur pronostic; 3° de la gravité et de l'utilité des opérations propres à y remédier. Discutons ces trois points.

1° *Influence des hernies de l'ovaire sur la grossesse et l'accouchement.* — L'ovaire, jouant dans la propagation de l'espèce un rôle capital, il est de la plus haute importance de conserver ou de rendre cet organe à ses fonctions. Une femme stérile, pour le prendre d'un peu haut, ce peut être l'extinction d'un nom plus ou moins illustre, celle même d'une dynastie; c'est toujours un malheur conjugal. On nous accordera bien qu'un ovaire hernié et irréductible, s'il joue un rôle dans la fécondation, ne peut faire que deux choses, ou bien occasionner la stérilité, ou bien donner lieu à une grossesse extra-utérine. Si les deux ovaires sont dans les mêmes conditions, ce résultat est inévitable. Mais prenons le cas le moins favorable à notre thèse, celui d'un seul ovaire hernié, comme chez notre malade. L'ovaire resté dans l'abdomen, s'il est sain, peut suffire à la régularité de l'ovulation. En l'admettant, la grossesse, si elle survient, ne sera-t-elle pas un danger pour la mère et pour l'enfant? Il est bien certain que le fond de l'utérus sera fortement dévié du côté de l'ovaire hernié, et à mesure que se développera le fœtus, les attaches de l'ovaire à la matrice étant très peu extensibles, celle-ci prendra une position de plus en plus oblique, plus ou moins voisine de la position transversale. Sera-ce sans inconvénient pour la mère et le fœtus? Nous n'avons trouvé qu'un seul cas de hernie de l'ovaire pendant la grossesse, c'est celui de Deneux (obs. 10), et, d'accord avec le raisonnement, ce fait prouve que nous ne sommes pas trop pessimiste. L'enfant, qui vint d'ailleurs à terme, ne vécut que deux heures, après une grossesse qui s'était accompagnée d'accidents sérieux. Dugès et Boivin voient aussi dans ces hernies une très-fâcheuse complication de la grossesse, et Mme Boivin, dans une monographie intitulée *Recherches sur une des causes les plus communes et les moins connues d'avortement*, insiste beaucoup sur la gravité des déplacements internes des ovaires, ainsi que sur leurs adhérences, par rapport à la grossesse.

Donc stérilité, grossesses extra-utérines, avortement, présentations vicieuses, voilà ce qu'on peut attendre d'une hernie de l'ovaire envisagée au point de vue de la grossesse.

2° *Pronostic.* — Tous les auteurs qui ont écrit sur la hernie de l'ovaire disent que cet organe, par le fait de son déplacement, est exposé à diverses maladies, entre autres le cancer. Il est bien certain qu'un ovaire hernié est dans les plus mauvaises conditions de vitalité, et, s'il ne s'atrophie pas, il est sans cesse sujet à des froissements, à des contusions, en un mot à des causes d'irritation qui ne peuvent exister qu'à son grand détriment. Dans les observations 9 et 12 on le voit s'étrangler, dans les observations 2, 6, 7, 8, 10 et 11, on le voit se congestionner et devenir douloureux, au point de forcer les malades à garder le repos et les chirurgiens à intervenir dans des moments désavantageux. Or, voilà une hernie de l'ovaire qui vient de se produire chez une jeune femme, est-il bon, parce qu'il n'y aura pas d'accidents sérieux immédiats, de laisser cet organe exposé à des lésions graves dont la moindre est la hernie consécutive de l'utérus, ce qui, au dire de M. Cruveilhier, serait assez fréquent? Le débridement et la réduction, faits immédiatement, offrent-ils plus de dangers immédiats que la maladie abandonnée à elle-même n'offre de dangers éloignés? C'est ce qui ressortira du paragraphe suivant.

3° *De la gravité et de l'opportunité des opérations applicables à la hernie de l'ovaire.* — Sur 7 cas de réduction ou d'excision de l'ovaire que nous avons pu rassembler, on trouve 6 guérisons définitives et 1 cas de mort dû à l'excision. Or ces opérations ont été faites dans des cas graves, pour des hernies plus ou moins anciennes, dont la nature n'avait point été établie avant l'opération. Souvent même ce n'est que quand l'ovaire a été excisé qu'il a été reconnu.

C'étaient là d'ailleurs des opérations d'urgence, et nous nous proposons d'étudier ce qu'on peut attendre d'opérations semblables entreprises dans le but unique de réduire un ovaire irréductible, en toute connaissance de cause, par conséquent quand on peut mettre toutes les chances de son côté. Avant d'en poser les indications et les contre-indications, nous allons étudier l'opération en elle-même, sa gravité.

Nous voulons qu'on débride pour réduire l'ovaire; où est le danger? Il consiste évidemment : 1° dans la lésion du péritoine; 2° dans la possibilité de rencontrer des adhérences plus ou moins étendues.

Examinons attentivement le premier point.

Le volume de l'ovaire à réduire aura en moyenne la

grosseur d'une petite noix, et ne nécessitera, par conséquent., qu'un débridement très-limité. N'importe,
nous dira-t-on, il faut léser le péritoine. Nous répon-
dons, et l'expérience de tous les jours est en notre faveur, qu'intéresser le péritoine dans de faibles limites,
en prévenant tout épanchement de sang dans sa cavité,
est une opération qui offre peu de danger. Quel est le
chirurgien qui hésite aujourd'hui à plonger un gros
trocart dans le péritoine, même à plusieurs reprises
successives, s'il le faut? Aucun; et il s'en va tout aussi
tranquille que s'il venait de pratiquer une saignée.
Nous savons que l'incision du bistouri n'est pas assimi-
lable à la déchirure du trocart, mais faite dans des
limites restreintes et n'intéressant que des portions à
peu près saines, il y a tout à parier pour qu'elle ne soit
suivie d'aucun accident.

On n'a pas le droit de nous objecter ce qui arrive
parfois dans les opérations de hernie étranglée, parce
qu'on assimilerait des choses très-différentes. Dans la
hernie étranglée, en effet, le péritoine tant pariétal que
viscéral est déjà enflammé, premier point; second point,
d'un côté on réduit un organe sain et peu volumineux,
tandis que de l'autre on rejette dans la cavité abdomi-
nale des paquets d'intestin ou d'épiploon phlogosés
souvent à un degré extrême; les parties qu'on réduit
injectées, recouvertes d'exsudations plastiques, parfois
en voie de mortifications, sont presque comparables à
des corps étrangers. qui, repoussés dans la cavité péritonéale, vont irriter les parties voisines et développer
une péritonite trop souvent mortelle. Dans ce cas, l'autopsie montre en effet, la plupart du temps, que c'est
de la partie réduite, comme centre, que part et se pro-

page l'inflammation. Nous le demandons, cela ressemble-t-il en rien à la réduction d'un ovaire sain qui est là dans son sac herniaire, à peu près comme le testicule dans la tunique vaginale? En consultant les observations, on verra que cette opération a été pratiquée une fois dans des conditions très-mauvaises et a réussi (obs. 9); une autre fois, la réduction a été opérée graduellement, l'ovaire enflammé ayant été d'abord mis à nu par l'ouverture du sac (obs. 8).

Il y aurait d'ailleurs possibilité d'éviter la lésion du péritoine en évitant d'ouvrir le sac : on débriderait simplement sur les fibres aponévrotiques de l'anneau qui empêche la réduction, ce qui permettrait de réduire l'ovaire en l'énucléant en quelque sorte de son sac. Mais on s'exposerait à trouver des adhérences et à réduire un organe malade; aussi nous semble-t-il toujours préférable de le mettre à découvert.

Examinons maintenant la question des adhérences. L'ovaire hernié, disent les auteurs, contracte des adhérences au bout d'un temps très-court, particulièrement au niveau du collet du sac. Pourtant, dans l'observation 9, la hernie existait depuis plusieurs années, et M. Heboux qui fit, avec un plein succès, le débridement et la réduction, ne rencontra qu'une adhérence en haut et en dedans du collet, adhérence qui fut détruite avec l'ongle. D'ailleurs on ne voit guère pourquoi les adhérences se produiraient pour ces hernies plus facilement que pour les autres, et les observations ne semblent pas justifier cette crainte. Néanmoins il sera prudent de s'assurer que la hernie est de date récente et surtout qu'elle n'a pas été jadis le siége d'une inflammation plus ou moins vive. Il faudra, d'un autre côté, si l'opération n'est pas urgente, ne l'entreprendre qu'autant que la femme sera appelée à en tirer des bénéfices sérieux, par exemple chez les jeunes filles, ne serait-ce que parce que chez elles les ovaires herniés deviennent souvent malades et douloureux.

Résumant les indications et les contre-indications du debridement dans la hernie de l'ovaire, en dehors des cas d'urgence, nous dirons : il faut débrider et réduire :

1° Chez les enfants et les jeunes femmes susceptibles de devenir mères ;

2° Quand la hernie ovarienne sera de date récente et qu'elle n'aura pas été le siége d'une phlogose pouvant faire craindre des adhérences un peu étendues ;

3° Dans un cas de hernie congénitale.

Il faudra s'abstenir :

1° Chez une femme arrivée à la ménopause et qui ne sera pas très-incommodée par sa hernie ;

2° Si l'ovaire hernié l'est depuis très-longtemps et s'il a été le siége d'une inflammation assez vive pour qu'on redoute de le rencontrer adhérent à son sac ;

3° S'il y a complication de la hernie d'autres organes qui rendraient l'opération infructueuse ou dangereuse.

Jusqu'ici nous avons supposé avoir affaire à une hernie simple d'un ovaire sain. Il est évident que la conduite de l'opérateur devra changer en présence de complications. Si ces complications sont diagnostiquées avant l'opération, on aura liberté complète d'action ; mais il pourra se faire qu'après avoir découvert un ovaire qu'on croyait sain et libre, on lui trouve des adhérences trop étendues pour être détruites sans danger ; il faudrait dans ce cas renoncer à la réduction ou

l'opérer par une pression lente et graduelle comme cela
a été fait par Lassus. Il pourra se faire aussi qu'on
trouve l'ovaire atteint d'une lésion plus ou moins grave;
le plus sage serait alors de l'exciser totalement, ou si
c'était possible, partiellement, de façon à laisser comme
Deneux (obs. 10) une espèce de bouchons pour obturer
l'orifice herniaire. On panserait la plaie à plat et on
surveillerait les complications du côté du bas-ventre.

Voilà les indications générales.

Nous les appliquerons immédiatement à la malade
que nous avons observée.

Chez elle l'accident était récent; il y avait eu des
phénomènes de congestion mais non de phlogose. Cette
femme était encore jeune : elle avait eu un enfant et il
n'est pas douteux qu'elle ne s'expose à redevenir mère.
De plus, cette femme gagne sa vie par un travail
fatigant, capable d'amener de nouveaux accidents.
Réduire l'ovaire chez elle, c'était rendre cet organe à
ses fonctions et soustraire la malade aux dangers que
sa hernie lui fait courir. Pour s'y déterminer, il suffi-
sait, ce nous semble, que l'opération nécessaire fût
simple et relativement bénigne. Or, huit jours après
son entrée à l'hôpital, son ovaire n'offrait plus que la
grosseur d'une aveline : un débridement très-limité
aurait donc suffi, et l'organe étant trouvé sain, on
pouvait lui faire reprendre son domicile en toute
confiance.

Soutenant cette opinion, nous n'avons qu'un regret,
et il est grand, c'est qu'elle n'ait pas trouvé faveur
auprès d'un maître respecté.

QUATRIÈME SECTION

La lecture attentive des observations jointes à ce travail et l'étude des accidents qu'à présentés notre malade nous ont suggéré quelques réflexions de physiologie qui nous paraissent mériter une place ici.

Dans un premier paragraphe nous étudierons des faits qui se rattachent à la congestion menstruelle des ovaires; dans un deuxième, nous cherchons à expliquer la congestion morbide que ces organes présentent soit au début de leurs hernies, soit plus tard; dans un troisième, il sera question de la castration chez la femme; dans le quatrième enfin, nous nous demandons si l'ovaire à une sensibilité spéciale comparable, comme on l'a dit, à celle du testicule.

§ 1er.

Que faut-il penser de la congestion périodique qui se ferait dans un ovaire hernié au moment des règles ?

Tous les auteurs parlent de ce symptôme et quelques-uns vont même jusqu'à en faire un signe pathogno-monique. C'est là sans doute une conception rationnelle; mais, comme beaucoup d'autres idées justes *à priori*, celle-ci n'est nullement confirmée par l'observation. Attendre un pareil signe pour diagnostiquer une hernie de l'ovaire, ce serait se condamner à une erreur à peu près certaine. On ne le trouve noté que dans deux observations, celle de Verdier (obs. 3) et celle de Morel-Lavallée (obs. 5). Ce dernier chirurgien, comme on le verra en lisant son observation, est resté néanmoins dans le doute et, n'ayant pas eu occasion de vérifier son diagnostic, il se demande si la congestion de deux grosseurs qu'avait la malade aux aines ne se passait pas dans des ganglions. Verdier s'est contenté de ce signe pour formuler carrément son diagnostic. En étudiant le fait avec soin, il semble plus probable que la hernie qu'il a observée fut constituée par le fond de l'utérus hypertrophié. Il dit en effet de cette tumeur : « Son volume était très-variable ; beaucoup plus grosse à l'époque des règles, elle diminuait presque totalement à leur issue, quand leur écoulement avait été très-abondant. Le taxis déterminait l'enfoncement de la tumeur dans le bas-ventre, mais non sa disparition. » Tous ces caractères se rapportent bien plus à la hernie de l'utérus qu'à celle de l'ovaire. Quoi qu'il en soit, l'autopsie n'a pas vérifié le diagnostic, et le symptôme en question ayant manqué dans tous les autres cas, nous trouvons irrationnel d'en faire un signe pathognomonique dans celui-ci. Aussi ce fait ne nous paraît mériter aucun crédit. M. Huguier, qui est de cet avis, cite à ce propos ces lignes de Kiwisch : « Quelques pathologistes indiquent encore, comme un signe positif, le gonflement périodique de l'ovaire hernié à l'époque des règles, gonflement qui cependant, étant bien peu considérable, ne devrait pas être facile à constater. »

Cette congestion n'était en effet nullement appréciable chez notre malade. Cela tient sans doute à ce qu'un ovaire hernié ne joue plus aucun rôle dans l'ovulation. Il est, dans tous les cas, inadmissible qu'il joue un rôle

utile ; car, en supposant même que les vésicules de de
Graaf puissent y accomplir toutes leurs évolutions, le
jeu du pavillon de la trompe ne pourra plus s'exécuter
pour recevoir l'œuf et le diriger du côté de la cavité
utérine. Cet œuf, s'il était fécondé, ne pourrait donc
l'être que dans le sac herniaire qui deviendrait le théâtre
d'une grossesse extra-utérine. Tel serait, selon Boivin et
Dugès, le fait de Balin (1), qui est, au dire de quelques
autres auteurs, une hernie de l'utérus pendant la grossesse. Nous le transcrivons en entier pour qu'on en
juge.

«Sennert et d'après lui Doéringius rapportent que la
femme d'un tonnelier, aidant son mari à courber une
perche, une des entrémités vint la frapper dans l'aine
droite. Ce coup fut bientôt suivi d'une tumeur qui, dans
l'espace de quelques mois, parvint à un énorme volume.
On ne tarda pas à s'apercevoir que c'était un enfant
qu'elle contenait, et, au terme ordinaire, on fit à cette
femme l'opération césarienne qui sauva la vie à l'enfant
et occasionna la mort de la mère par une gangrène qui
survint à la plaie. »

Revenons à ce qui est de la congestion des ovaires
pendant les règles et concluons que si elle s'accom-
pagne d'une augmentation de volume, cette augmentation ne paraît pas être appréciable dans les ovaires herniés. Cela ne peut tenir qu'à deux choses, ou à ce qu'un
ovaire hernié ne se congestionne plus, comme s'il était
à sa place, ou encore à ce que, normalement, cette congestion ne serait pas accompagnée d'une augmentation
très-sensible de volume.

(1) Balin, l'Art de guérir les hernies. Paris, 1768, p. 150.

§ II.

Dans preque toutes nos observations, nous voyons la tumeur ovarienne se congestionner plus ou moins violemment, tantôt au début de la hernie, tantôt longtemps après sa formation. Cela tient-il tout simplement à la gêne en retour du sang par l'anneau qu'a franchi l'ovaire, ou par le collet du sac?

Il nous semble qu'il y a, au moins dans certains cas, un autre élément. C'est un symptôme noté chez notre malade qui nous a mis sur la voie de cette explication. Nous avons dit que les manœuvres de taxis provoquaient une sorte de turgescence, d'érection passagère de l'ovaire : de mollasse, on sentait qu'il devenait dur, tendu. C'est à plusieurs reprises que nous avons constaté ce fait.

On sait depuis les belles recherches de M. Rouget (*Journal de Physiologie*, 1868) que l'ovaire et la trompe sont munis d'un appareil érectile comparable à celui des organes génitaux externes. C'est évidemment la mise en jeu de cet appareil qui produisait chez notre malade le phénomène dont je viens de parler. Cette excitation était très-modérée et passagère. Il nous paraît admissible qu'une excitation de même nature, mais violente et durable, puisse occasionner ces congestions abondantes et douloureuses qu'on trouve si souvent notées dans la hernie de l'ovaire. A combien de froissements cet organe n'est-il pas en effet exposé, ne serait-ce que par le fait de la marche! Ces excitations, ce nous semble, peuvent provoquer la contraction des fibres musculaires décrites par M. Rouget et par suite amener une sorte de priapisme de l'ovaire qui produirait, selon sa durée et sa violence, l'engouement et, dans des cas plus rares, l'étranglement.

Cette opinion a du moins pour elle l'analogie.

§ III.

On trouve dans les auteurs les plus modernes, au sujet des modifications que l'extirpation des ovaires amènerait dans l'organisme de la femme, les plus singulières erreurs. On a longtemps cru que l'absence ou la disparition des règles était la conséquence funeste de l'absence ou de l'extirpation des ovaires. Loin de nous l'idée de nier une chose aussi bien établie que les rapports entre l'ovulation et la menstruation. Il est vrai toutefois que des observations incontestables établissent aujourd'hui que la corrélation n'est pas absolue, et de même qu'on a vu des femmes devenir grosses sans avoir jamais présenté d'écoulement menstruel, de même il paraît certain que l'extirpation des ovaires a laissé subsister un écoulement menstruel périodique. L'un de ces cas, observé avec le plus grand soin par un médecin américain, Storer, est rapporté dans le *Journal de Physiologie* de M. Brown-Séquard (1868).

C'est d'autre chose que nous voulons parler ici. On ne s'explique pas que des hommes de l'importance de M. Coste (1) tendent à admettre qu'une femme privée d'ovaires, l'*eunuque femelle*, selon son expression, puisse acquérir la voix, la taille, la musculation, les allures d'un homme, remontant, à l'appui de cette thèse, jus-

(1) Coste, Histoire générale des corps organisés, t. I, p. 253 et suivantes.

qu'à l'histoire des rois de Lydie. Cette idée n'est pas seulement gratuite, elle est illogique. Comment admettre que la castration, qui enlève à l'homme sa vigueur musculaire, la hauteur et l'élégance de la stature, l'ampleur de la voix, produise, par un miracle inattendu, absolument l'inverse chez la femme? La physiologie comparée dépose d'ailleurs contre cette assertion. Que l'extirpation des ovaires amène la suppression des règles, l'affaissement des seins, rien de plus croyable : ce qui est inadmissible, c'est qu'en échange de la grâce, la femme en reçoive la force. Depuis que l'ovariotomie s'est vulgarisée, on a souvent extirpé les deux ovaires et on ne trouve aucune observation qui justifie le roman de l'*eunuque-virago*. Ce roman est né de l'observation de Pott, à laquelle on a fait dire beaucoup plus qu'elle ne dit. Après avoir raconté l'histoire d'une malade qui subit l'extirpation des deux ovaires herniés, Pott ajoute : « Cette femme a toujours joui d'une bonne santé, mais elle est devenue plus maigre et *en apparence* plus musculaire; son sein, qui était très-gros, s'est affaissé, et, depuis l'opération, c'est-à-dire depuis quelques années, elle n'a point été réglée. » (Voir obs. 6.)

Il y a loin de là aux exagérations de certains auteurs. Non, chez la femme comme chez l'homme, la castration ne modifie l'organisme que dans un sens, dans le sens de la déperdition.

§ IV.

Les ovaires ont-ils une sensibilité spéciale comparable à celle du testicule? Dans la plupart des observations que nous publions, on voit la douleur et la congestion

marcher de pair dans l'ovaire. Nous voyons d'un autre
côté l'ovaire rester longtemps insensible et puis tout à
coup devenir douloureux. On remarque également (et
notre malade en a présenté un exemple très-remar·
quable) que la tumeur herniaire, après avoir été plus
ou moins douloureuse, devient tout à fait insensible.
L'absence de douleur peut expliquer que des malades
aient gardé longtemps des hernies de l'ovaire, sans en
paraître incommodées, et dans ces cas c'est par hasard,
aux autopsies, qu'on a constaté la nature de la tumeur
herniaire.

Aussi la douleur, dans les cas où on l'a observée,
nous paraît devoir être mise sur le compte de la congestion. L'un et l'autre phénomène nous paraissent être
dans bien des cas les symptômes d'une sorte de priapisme de l'ovaire.

Il est certain qu'une congestion modérée, physiologique, comme celle qui se manifeste aux époques menstruelles ne donne lieu absolument à aucune douleur,
quand tout se passe normalement dans un appareil
sain. Cette congestion, on le sait, est accompagnée de
la distension et de la rupture d'une ou de plusieurs
vésicules de Graaf et tout cela, d'habitude, passe parfaitement inaperçu pour la femme.

Nous avons, en pressant au niveau des fosses iliaques,
cherché à développer de la douleur dans les ovaires,
chez quelques femmes qui avaient leurs règles : soit
que notre main n'ait pas pu atteindre l'ovaire, soit
plutôt qu'il ait été atteint impunément, nous n'avons
point remarqué que cette exploration fût réellement
pénible pour la patiente, quand elle n'était pas atteinte
d'affection des organes génitaux internes.

Quand notre malade est entrée à l'hôpital, son ovaire distendu avait la grosseur d'un œuf de pigeon. La tumeur, en ce moment, était douloureuse à la pression, mais il n'y avait là rien de comparable à la sensibilité exquise qu'acquiert un testicule dans le gonflement de l'orchite, ni à cette douleur énervante que la pression réveille dans cet organe, alors même qu'il est sain. Une fois l'ovaire totalement décongestionné, il est devenu complétement insensible, même à une pression forte.

De tous ces faits nous croyons pouvoir conclure :

1° Que l'ovaire hernié peut présenter à un moment donné une insensibilité absolue;

2° Que cette insensibilité est normale.

Ne fallait-il pas que l'ovaire fût insensible pour que l'ovulation pût s'y accomplir sans souffrance pour la femme? Qui admettrait une ovulation indolore siégeant dans le testicule?

CINQUIÈME SECTION

RECUEIL D'OBSERVATIONS DE HERNIES DE L'OVAIRE.

1er GROUPE. — *Hernies reconnues avant l'opération.*

OBSERVATION II (Guersant).

(Bulletin de la Société de chirurgie, t. VIII, p. 532.)

Hernie inguinale double de l'ovaire. — Autopsie.

Dans la séance de la Société de chirurgie du 16 juin 1858, M. Guersant présente une petite fille, âgée de 3 ans, atteinte de deux tumeurs inguinales dont la première a été reconnue, il y a six mois. Ces deux tumeurs ont depuis fait des progrès notables, surtout celle de droite, qui a aujourd'hui le volume d'un œuf de pigeon. Celle de gauche est réductible, mais non celle de droite.

M. Guersant, averti par une erreur qu'une tumeur semblable lui avait fait commettre (voir obs. 11), croit reconnaître dans ces tumeurs une hernie double de l'ovaire.

MM. Boinet et Velpeau n'acceptent ce diagnostic qu'avec réserve.

M. Chassaignac propose le toucher rectal pour compléter le diagnostic.

M. Cazeaux, qui a eu affaire à un cas semblable, craint une absence congénitale de l'utérus.

Dans la séance du 6 octobre 1858, M. le Dr Demonchaux annonce à la Société que cette petite fille est morte six mois après l'apparition des deux tumeurs. A l'autopsie, les deux ovaires ont été trouvés cancéreux; ses lobes occupaient en partie les deux fosses iliaques et se réunissaient sur la ligne médiane. Le bord inférieur de l'épiploon gastro-colique était également cancéreux; les deux tumeurs engagées dans le canal inguinal étaient une dépendance des ovaires.

L'autopsie a prouvé en même temps que le soupçon de Cazeaux était fondé.

OBSERVATION III (Verdier).

(Traité pratique des hernies. — 1840, p. 394.)

Hernie crurale de l'ovaire du côté droit.

Mme P....., âgée de 30 ans, d'un tempérament nerveux sanguin, me fut adressée par le Dr Tartra pour un abaissement de la matrice au second degré, existant depuis trois ans et survenu à la suite d'une couche laborieuse suivie de beaucoup de fatigue. Le vagin était extrêmement affaissé, ce qui donnait au méat urinaire une grande tuméfaction.

Indépendamment de cette infirmité, il était survenu, depuis plu-sieurs années, à cette dame une petite tumeur à l'aine droite, la-quelle soulevait les téguments du bas-ventre dans le voisinage de l'arcade crurale. Son volume était très-variable; beaucoup plus grosse à l'époque des règles, elle diminuait presque totalement à leur issue, quand leur écoulement avait été très-abondant. Le taxis déterminait l'enfoncement de la tumeur dans le bas-ventre, mais non la disparition.

Ces divers caractères firent supposer l'existence d'une hernie crurale, et un bandage fut appliqué; il détermina de vives douleurs dans la tumeur, dont le volume augmenta considérablement. La malade m'ayant consulté, je fis de suite supprimer le bandage, et pour diminuer la sensibilité des parties qu'il avait comprimées, je prescrivis une application de sangsues, suivie de cataplasmes émol-lients et de bains. Au bout de huit jours de traitement, la tumeur avait cessé d'être douloureuse et avait repris sa situation primitive. Je fis porter à cette dame une ceinture en élastique, à laquelle était fixé un petit coussin destiné à soutenir en comprimant légèrement cette tumeur, dont la formation était due à l'ovaire droit.

Trois ans après, Mme P..... vint me revoir. Sa tumeur n'avait pas augmenté de volume et ne l'avait jamais fait souffrir depuis la sup-pression du bandage, mais elle continuait, comme par le passé, à devenir beaucoup plus grosse à l'époque des règles.

OBSERVATION IV (Balley).

(Balley. — Thèse pour le doctorat. — 1854, p. 28.)

Hernie inguinale droite de l'ovaire.

Eugénie B....., âgée de 10 ans, est entrée le 8 juillet 1851 à la salle Sainte-Thérèse, service de M. Guersant, hôpital des Enfants.

Cette petite fille a été vaccinée; elle a eu la petite vérole, la scarlatine. Elle porte depuis deux ans une petite tumeur, grosse comme une noisette, au niveau de l'anneau inguinal externe du côté droit. Cette tumeur est douloureuse, réductible rien que par le décubitus dorsal; depuis huit mois, elle a un peu augmenté de volume.

État actuel. — Au niveau du pli de l'aine, du côté droit, se présente une tumeur placée au devant de l'orifice externe du canal inguinal. Cette tumeur offre le volume d'une petite noix; elle est ovoïde, dure au toucher, circonscrite, rénitente; elle peut être déplacée, refoulée jusqu'à la partie supérieure de la grande lèvre; la peau est tendue, mais sans aucune altération. Cette tumeur est réductible dans toutes les positions; elle se réduit d'elle-même dans le décubitus dorsal.

La tumeur est excessivement douloureuse, même à la plus légère pression; cette douleur se propage dans le bassin.

Cette tumeur offre en un mot la sensation que pourrait donner au chirurgien un testicule; une fois réduite, elle se reproduit aussitôt sous l'influence de la marche. Du reste, il n'y a pas à noter de troubles digestifs, ni coliques, ni vomissements, ni constipation. Examen fait de la hernie, on renvoie cette jeune malade, en lui prescrivant un bandage herniaire, comme pour une hernie intestinale et inguinale.

OBSERVATION V (Morel-Lavallée).

Hernie double de l'ovaire.

Dans la séance de la Société de chirurgie, du 15 mai 1851, la question de la hernie de l'ovaire ayant été mise à l'ordre du jour par une communication de M. Guersant, M. Morel-Lavallée dit avoir observé, dans l'aine d'une malade, une tumeur qui se gonflait aux époques menstruelles. « La tumeur de l'aine, dit-il, était globuleuse, inégale, se gonflant à chaque époque. Le toucher établissait que le fond de l'utérus était entraîné du côté correspondant. Le cas paraissait assez net; cependant il me restait du doute et je voulus revoir plusieurs fois la malade. Plus tard, ayant eu l'idée d'examiner l'autre aine, j'y trouvai une tumeur analogue qui présentait périodiquement les mêmes variations de volume. Le sujet était lymphatique, et je ne sais encore aujourd'hui s'il ne s'agissait point tout simplement d'un engorgement lymphatique des ganglions inguinaux qui participaient par voisinage à la congestion utérine. Je dois ajouter que les tumeurs étaient sessiles et très-peu mobiles. »

2ᵉ GROUPE. — *Hernies reconnues pendant l'opération.*

OBSERVATION VI.

(Pott, *Œuvres chirurgicales*, t. I, p. 492.)

Hernie inguinale double des ovaires. — Excision. — Guérison.

Une jeune femme d'environ 23 ans et d'une bonne complexion, entra à l'hôpital Saint-Barthélemy, à cause de deux petites enflures qu'elle avait aux aines et qui, depuis quelques mois, étaient si douloureuses, qu'elles l'avaient empêché de remplir ses fonctions de servante.

Ces tumeurs étaient absolument exemptes d'inflammation, molles, inégales à la surface, très-mobiles et placées précisément à l'extérieur de l'ouverture tendineuse de chacun des muscles obliques, par laquelle elles paraissaient avoir passé.

Cette femme était vigoureuse, d'une excellente santé et bien réglée; son ventre était parfaitement libre, et enfin elle n'avait d'autre incommodité que celle que lui causaient ces tumeurs, lorsqu'elle se baissait ou faisait quelque mouvement qui les comprimait.

Elle était soignée par M. Nourse : il la fit saigner et purger et prit toutes les peines possibles pour faire rentrer les parties par lesquelles elles étaient évidemment sorties.

Tous ses efforts furent inutiles, aussi bien que ceux de M. Sainthill et les miens; et comme cette femme, qui était obligée de gagner son pain, était résolue à tout souffrir pour être soulagée, on se détermina à lui faire l'opération.

La peau et la membrane adipeuse ayant été divisées, on découvrit un sac membraneux et mince, où était un corps si ressemblant à un ovaire humain, qu'il était impossible de le prendre pour autre chose, tant en faisant l'opération qu'en examinant la partie extirpée. Opération, en tout semblable, de l'autre côté.

Cette femme a toujours joui d'une bonne santé, mais elle est devenue plus maigre et en apparence plus musculaire; son sein, qui était très-gros, s'est affaissé, et depuis l'opération, c'est-à-dire depuis quelques années, elle n'a point été réglée.

OBSERVATION VII.

(Lassus, *Pathologie chirurgicale*, t. II, p. 98.)

Hernie inguinale de l'ovaire. — Excision. — Guérison.

Une fille, âgée de 16 à 18 ans, avait d'un seul côté une hernie de l'ovaire. On se méprit sur la nature de cette maladie; et l'on crut que c'était une glande ou une tumeur lymphatique. Elle causait depuis longtemps des douleurs assez vives, et l'on conseilla, pour en détruire la cause, d'inciser d'abord la peau, de mettre la tumeur à découvert et d'en étrangler la base avec une ligature, afin d'en opérer la chute. La ligature appliquée, les douleurs devinrent si insupportables pendant la journée, qu'on fut obligé d'exciser la tumeur au niveau de l'anneau inguinal afin de les calmer. Un examen attentif de la partie que l'on venait de retrancher prouva que c'était l'ovaire lui-même qui avait passé par l'anneau inguinal. Nous n'avons pas assisté à l'opération, mais nous avons vu cette fille qui fut guérie en fort peu de temps et n'éprouva dans la suite aucun des phénomènes mentionnés dans l'observation de Pott. D'ailleurs, celui qui fit l'opération, homme fort instruit, convint de la méprise et nous assura que c'était l'ovaire qu'il avait excisé.

OBSERVATION VIII.

(Lassus, *Pathologie chirurgicale*.)

Hernie inguinale droite de l'ovaire. — Réduction. — Guérison.

Une petite fille, âgée de 4 à 5 ans, avait une tumeur douloureuse, circonscrite, rénitente, dans l'anneau inguinal droit. Les ligaments s'enflammèrent et il se forma un abcès cutané. Lorsqu'il fut ouvert, nous vîmes l'ovaire hors de l'anneau. Il était plus gros qu'il n'est à cet âge, sans doute à cause de l'étranglement qu'il avait souffert dans son passage. L'ulcère fut recouvert de charpie sèche. Les parties s'affaiblirent par la suppuration, et, à l'aide d'une légère pression exercée par l'appareil, pendant une quinzaine de jours, la tumeur disparut peu à peu, et cette petite fille fut parfaitement guérie.

OBSERVATION IX (Heboux).

(Maisonneuve, thèse pour le professorat, 1850.)

Hernie inguinale droite de l'ovaire. — Accidents d'étranglement.
— Débridement. — Réduction. — Guérison.

Mme C....., âgée de 50 ans, mère de plusieurs enfants, et encore bien réglée, fit appeler, le 24 juillet 1845, M. Heboux, alors chirurgien-major de l'escadre du Brésil à Rio-Janeiro. Depuis plusieurs années, cette femme avait du côté droit une hernie qu'elle n'avait maintenue qu'irrégulièrement avec un bandage. Elle n'y avait jamais éprouvé jusque-là que des accidents de peu d'importance et passagers, lorsque, le 22 juillet, elle devint en proie à tous les symptômes de la hernie étranglée. M. Heboux la trouva la face crispée, la peau sèche, le ventre ballonné, partout très-douloureux à la moindre pression. Vomissements fréquents de matières muqueuses et quelquefois bilieuses. L'excrétion stercorale existait à peine ; la veille cependant il y avait eu une légère évacuation alvine, à la suite de plusieurs lavements purgatifs.

Une tumeur ovoïde, de la grosseur du poing, existait dans le pli de l'aine du côté droit, au-dessus du ligament de Fallope et dirigée dans le sens du pli inguinal. La tumeur, sans changement de couleur à la peau, n'était pas rendue douloureuse par la pression. M. Heboux essaya de la repousser au dedans et parvint, en effet, à la réduire de moitié ; mais il lui fut impossible de la faire rentrer en totalité, et la pression portée à ce point déterminait de la douleur. Peu d'instants après avoir essayé le taxis, la hernie revint à son premier volume.

Les saignées générales et locales, les ventouses sèches, les purgatifs ou lavements, le calomel, les bains ayant déjà été employés sans succès, l'opération parut la seule ressource à tenter. Cependant elle ne put être pratiquée que le 28 au matin. Après avoir divisé les

téguments dans l'étendue de 12 centimètres, selon le grand dia-
mètre de la tumeur, on arriva peu à peu sur le sac qui fut aussi
ouvert. Il était très-épais, de 3 ou 4 millimètres sur quelques points.
De l'incision faite au sac, sortirent plusieurs hectogrammes de sé-
rosité. « Au moyen de la sonde cannelée, dit l'auteur, introduite
par cette petite ouverture, j'incisai le sac largement en haut et en
bas, et alors, au fond de la plaie, je reconnus l'ovaire engagé
dans l'anneau interne et étranglé. Il formait une tumeur grosse
comme un œuf de pigon ; sa couleur était d'un rouge très-foncé,
tirant sur le violet. A l'aide d'un bistouri boutonné, je débridai
l'anneau interne dans deux endroits. Mais quand je voulus opérer
la réduction, je reconnus une adhérence en haut et en dedans. Je
détruisis cette adhérence avec l'ongle, après quoi je réduisis facilement l'ovaire. » Comme le sac était très-épais, M. Heboux se détermina à en retrancher deux lambeaux, puis il fit le pansement
des plaies qui suppuraient.

A peine une heure était-elle écoulée, que les douleurs se faisaient
moins sentir, le pouls était meilleur, les vomissements avaient dis-
paru ; lorsqu'on reporta la malade à son lit, elle eut une évacuation alvine abondante qui la soulagea beaucoup.

Le 28 et le 29 juillet, le bien se soutenait. Le 30 et le 31, il y eut
deux accès de fièvre intermittente que l'on combattit avantageuse-
ment par le sulfate de quinine uni à l'opium.

Au bout de quarante jours, la guérison était complète.

OBSERVATION X.

(Deneux, *Recherches sur les hernies de l'ovaire.*)

Hernie de l'ovaire pendant la grossesse.

Voici l'analyse d'un cas des plus intéressants rapporté très au
long dans le mémoire de Deneux, p. 43.

Mme R....., 42 ans, mère de six enfants, fit en courant une chute
sur les genoux et le bas-ventre. Elle était enceinte de 4 mois et demi,
Cette chute donna lieu à des douleurs dans les régions lombaire et
hypogastrique ; celles que la malade ressentit dans la dernière
affectaient une direction transversale, 1 pouce au-dessus du pubis ;
elles étaient presque constantes et supportables tant que l'enfant
restait au repos, mais toujours augmentées par les mouvements.

Des tiraillements pénibles partant de l'aine gauche se propageaient jusque dans le bas de la fosse iliaque du même côté et étaient également augmentés par le fœtus. Station debout et décubitus dorsal douloureux : soulagement presque complet par le décubitus latéral gauche.

Ces premiers accidents cèdent au bout de quarante-huit heures. Il ne reste qu'un peu de gêne qui n'empêche pas la malade de reprendre son travail. Néanmoins ces douleurs se réveillaient parfois, surtout par les mouvements du fœtus. A 7 mois et demi, les accidents reprirent de la gravité, et, dans les dernières semaines de la grossesse, ils furent très-violents et accompagnés de syncopes qui se répétaient deux ou trois fois par jour.

L'accouchement a néanmoins lieu à terme et par les seules forces de la nature. Il ne présente de remarquable que des tiraillements très-forts pendant l'enfantement. Le premier et le second jour qui suivent, les tiraillements diminuent, mais l'accouchée se lève le second jour malgré les recommandations de Deneux : elle ne peut marcher qu'en soutenant l'hypogastre avec les mains et en se courbant en avant. La nuit qui suit est mauvaise.

Le troisième jour, la malade montre à Deneux une tumeur qu'elle venait de découvrir. Cette tumeur, sans changement de couleur à la peau, est située dans l'aine gauche, vers la partie interne de l'arcade crurale, arrondie, très-douloureuse à la pression, ferme à sa partie moyenne et molle vers la base ; son volume est celui d'une grosse noix.

Tentatives de réduction inutiles.

L'état général de la malade est bon. Douleurs et tiraillements dans la fosse iliaque gauche, mais point de symptôme de péritonite ou d'étranglement.

Deneux croit à une entéro-épiplocèle, et deux médecins consultants partagent son erreur.

Les jours suivants, il se déclare de violents accès de toux qui augmentent la douleur et les tiraillements dans l'aine gauche et l'hypogastre. Le septième jour, ces tiraillements sont très-violents ; la face est grippée ; il y a des nausées ; le pouls, petit, a un peu de fréquence. L'opération de la hernie étranglée est décidée.

Cette opération fait reconnaître une hydatide attenante à l'ovaire hernié par la partie interne de l'arcade crurale, à laquelle il était adhérent au point de ne pouvoir en être détaché.

« Les consultants, dit Deneux, ayant reconnu comme moi que l'ovaire et l'hydatide formaient seuls la hernie, je débridai l'arcade, après quoi nous portâmes tous le doigt dans la cavité périonéale, le long du cordon qui unit cet organe à l'utérus, et en suivant ce ligament gonflé et douloureux, non-seulement nous remarquâmes qu'il se portait dans la direction de la douleur, mais nous parvînmes encore sans difficulté à toucher le fond de la matrice. »

« Les intestins et l'épiploon n'ayant aucune part à la hernie, j'emportai avec le bistouri environ les trois quarts du kyste avec la presque totalité de l'ovaire qui, situé à la partie postérieure et interne de l'hydatide, était gonflé, rouge, très-sensible, et l'examen scrupuleux qui a été fait des parties excisées ne laissa plus de doute que cet organe et l'hydatide constituaient la tumeur herniaire. Les bords de la plaie rapprochés, je les couvris de charpie et de compresses ; on fit des fomentations sur l'abdomen et une potion calmante fut prescrite. »

Les suites de l'opération furent assez simples. Un seul accès de fièvre le lendemain de l'opération. Accès de toux pendant les quinze jours qui ont suivi. Quelques tiraillements.

Les règles se sont rétablies au bout de deux mois, et, au mois de juillet 1800, la matrice avait sa situation normale.

OBSERVATION XI (Guersant).

Hernie inguinale de l'ovaire gauche. — Extirpation. — Mort.

Dans la séance du 14 mai 1851 de la Société de chirurgie, M. Guersant, mû par le sentiment du bien, raconte l'histoire de l'extirpation d'un ovaire pris pour un kyste, opération qui eut malheureusement des suites funestes.

Une petite fille de 11 ans, bien constituée, portait dans la grande lèvre gauche une tumeur du volume d'une petite noix, très-mobile, douloureuse à la pression, un peu fluctuante sur un de ses points, dure vers sa base. Les parents avaient constaté l'existence de cette tumeur alors que leur petite fille n'avait encore que 1 an. Indolore au début, elle avait fini par gêner considérablement la malade ; son apparence et sa sensibilité permettaient de la comparer à un testicule. L'anneau inguinal n'était pas dilaté.

M. Guersant jugea que cette tumeur était congénitale ; il pensa que c'était un kyste. La gêne et la claudication qu'elle occasionnait le déterminèrent à l'extirper.

La dissection fit reconnaître un ovaire. Une ligature ayant été jetée au devant de l'anneau, sur son pédicule, l'excision en fut pratiquée. Cette section porta sur une partie de la trompe.

Dès le soir, les symptômes de la péritonite se déclarèrent, et malgré un traitement actif, la malade succomba le troisième jour.

L'autopsie a fait constater une péritonite, du pus dans le petit bassin, des fausses membranes dans les anses intestinales gauches, dans le voisinage de l'anneau, qui était fermé comme celui du côté opposé. La trompe avait été liée à son extrémité, la plaie avait pris une teinte grisâtre; la matrice, un peu entraînée du côté gauche, n'était pas sortie du bassin ; l'ovaire du côté droit était plus volumineux que dans l'état normal; la trompe du côté de l'opération était plus longue.

3ᵉ GROUPE. — *Hernies de l'ovaire trouvées pendant l'autopsie.*

OBSERVATION XII.

Hernie étranglée de l'ovaire.

Dans la séance de la Société de chirurgie où fut communiquée l'observation précédente, M. Lenoir dit avoir observé un cas de hernie étranglée de l'ovaire. Il y avait dans l'aine une tumeur irréductible, avec constipation, vomissements, tous les symptômes d'une entérocèle étranglée; et ce fut en effet le diagnostic qui fut porté par M. Marjolin lui-même. Un lavement de tabac fut prescrit; on se trompa sur la dose, et la mort eut lieu par un véritable empoisonnement. A l'autopsie, on s'assura que la hernie était formée par l'ovaire contenant plusieurs kystes séreux.

OBSERVATION XIII.

(*Mém. de l'Ac. roy. de Ch.*, t. II, p. 3.)

Hernie incomplète d'un ovaire.

Verdier rapporte que Veyret observa sur le cadavre d'une jeune fille un des ovaires arrêté dans l'anneau et formant une tumeur au dehors.

OBSERVATION XIV (Billard).

(Billard. — *Traité des maladies des enfants.* — Paris, 1837.)

Hernie inguinale congénitale formée par l'ovaire.

Joséphine R...., âgée de 17 jours, entre le 12 septembre à l'infirmerie. Elle est forte et paraît douée d'une assez bonne constitution ; son ventre est légèrement tendu ; il existe, à la région inguinale gauche, une tumeur arrondie, grosse comme une aveline, un peu dure au toucher, ne pouvant rentrer dans l'abdomen par le taxis, ne diminuant pas par la pression et n'augmentant pas par les cris de l'enfant. Elle se dirigeait obliquement vers la grande lèvre du même côté, mais n'arrivait pas encore jusqu'à elle. En considérant la situation de cette tumeur, on pouvait être porté à croire qu'elle était formée par une hernie inguinale congénitale; mais le sexe de l'enfant ne nous permettait pas d'admettre cette hypothèse. Nous laissâmes donc notre jugement dans la suspension que commande le doute, lorsque, au bout de vingt-six jours, la mort de l'enfant, causée par une pneumonie, nous permit de nous éclairer par la dissection sur la nature et la cause de cette tumeur.

A l'autopsie, on trouva que la tumeur herniaire était formée par l'ovaire gauche, descendu par le canal et l'anneau inguinal, qui étaient beaucoup plus larges qu'ils n'ont coutume de l'être chez la petite fille. La matrice, attirée par son ligament rond et par l'ovaire qui faisait hernie, était déviée de sa position naturelle et s'inclinait vers le côté gauche de la vessie; l'ovaire et le pavillon de la trompe, un peu rouges et un peu tuméfiés, étaient logés librement au fond du sac formé par un prolongement du péritoine avec la cavité duquel il communiquait. Il n'y avait point de circonvolutions intestinales adhérentes aux parties voisines, et l'ovaire du côté opposé était dans sa situation habituelle.

Le ligament rond de l'utérus, du côté où existait la hernie, est plus court et plus fort que l'autre. Était-il cause de la déviation de la matrice ?

OBSERVATION XV.

(Deneux. — *Loc. cit.*, p. 337.)

Camper fit voir en 1759, dans le Collége médical d'Amsterdam, que le péritoine sortait à travers l'échancrure ischiatique gauche, pour former un sac herniaire dont le fond était assez spacieux ; cette poche membraneuse ne contenait aucun organe, mais l'ovaire gauche, plus volumineux qu'il ne l'est naturellement, y entrait aussitôt qu'on l'abandonnait à lui-même, et j'ose affirmer, dit l'auteur, que les intestins n'y avaient jamais pénétré.

OBSERVATION XVI.

(Deneux. — *Loc. cit.*, p. 30.)

Hernie ventrale de l'ovaire.

Ruisch rapporte qu'un chirurgien, en ouvrant un abcès à la partie inférieure et latérale de l'hypogastre, enfonça l'instrument si profondément qu'il pénétra dans la cavité péritonéale. Cette division donna issue à l'instant même, non-seulement à du pus, mais encore à un ovaire, que le chirurgien réduisit sans peine et sans qu'il résultât aucun accident.

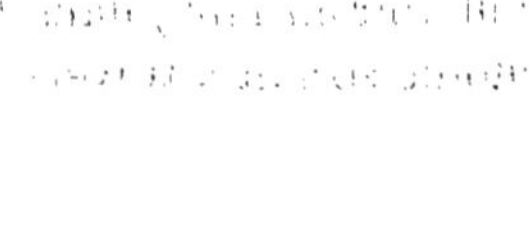

www.ingramcontent.com/pod-product-compliance
Ingram Content Group UK Ltd.
Pitfield, Milton Keynes, MK11 3LW, UK
UKHW020033080726
13614UKWH00004B/1730